U0297239

随身听中医传世经典系列

总主编◎裴颢

神农本草经百种录

清·徐灵胎◎撰

中国健康传媒集团
中国医药科技出版社

图书在版编目（CIP）数据

神农本草经百种录 /（清）徐灵胎撰 . — 北京：中国医药科技出版社，2022.6

（随身听中医传世经典系列）

ISBN 978–7–5214–2960–2

Ⅰ . ①神… Ⅱ . ①徐… Ⅲ . ①《神农本草经》 Ⅳ . ① R281.2–64

中国版本图书馆 CIP 数据核字（2022）第 023518 号

策划编辑 白 极 **美术编辑** 陈君杞
责任编辑 于 娟 **版式设计** 也 在
诵 读 者 史镜铂

出版 **中国健康传媒集团** | 中国医药科技出版社

地址 北京市海淀区文慧园北路甲 22 号

邮编 100082

电话 发行：010–62227427 邮购：010–62236938

网址 www.cmstp.com

规格 880×1230mm ¹/₆₄

印张 1 ⁷/₈

字数 65 千字

版次 2022 年 6 月第 1 版

印次 2022 年 6 月第 1 次印刷

印刷 北京紫瑞利印刷有限公司

经销 全国各地新华书店

书号 ISBN 978–7–5214–2960–2

定价 **20.00 元**

获取新书信息、投稿、为图书纠错，请扫码联系我们。

内容提要

《神农本草经百种录》为清代名医徐灵胎所撰，初刊于清乾隆元年（1736年）。此本共一卷。书前有徐氏自序，次列《凡例》，后接目录及正文。其中正文收录一百种药物，依目次分上、中、下三品。其中上品63种，中品25种，下品12种。各品级下，录载该品所收药物经文（《本经》条文取自《大观本草》），每句经文下为徐氏注文，并在各药后另加按语，详析每味药之性味、主治、功效、药理。

本书可视为阐述本草药用机制与用药规律之著作。《四库全书总录提要》对此书评价为："凡所笺释，多有精意，较李时珍《本草纲目》所载发明诸条，颇为简要。"

出版者的话

中医学是中华文明的瑰宝，是中国优秀传统文化的重要组成部分，传承发展中医药事业是适应时代发展要求的历史使命。《关于促进中医药传承创新发展的意见》指出：要"挖掘和传承中医药宝库中的精华精髓"，当"加强典籍研究利用"。"自古医家出经典"，凡历代卓有成就的医家，均是熟读经典、勤求古训者，他们深入钻研经典医籍，精思敏悟，勤于临证，融会贯通，创立新说，再通过他们各自的著作流传下来，给后人以启迪和借鉴。因此，经典医籍是经过了千百年来的临床实践证明，所承载的知识至今仍然是中医维护健康、防治疾病的准则，也是学习和研究中医学的必由门径。

中医传承当溯本求源，古为今用，继承是基础，应熟谙经典，除学习如《黄帝内经》《伤寒杂病论》等经典著作外，对后世历代名著也要进行泛览，择其善者而从之，如金元四家及明清诸家著作等，可扩大知识面，为临床打好基础。

然而中医典籍浩如烟海，为了帮助读者更好地"读经典做临床"，切实提高中医临床水平，我社特整理出版了《随身听中医传世经典系列》，所选书目涵盖了历代医家推崇、尊为必读的经典著作，同时侧重遴选了切于临床实用的著作。为方便读者随身携带，可随时随地诵读学习，特将本套丛书设计为口袋本，行格舒朗，层次分明，同时配有同步原文诵读音频二维码，可随时扫码听音频。本套丛书可作为中医药院校学生、中医药临床工作者以及广大中医药爱好者的案头必备参考书。

本次整理，力求原文准确，每种古籍均遴选精善底本，加以严谨校勘，若底本与校本有文字存疑之处，择善而从。整理原则如下。

（1）全书采用简体横排，加用标点符号。底本中的繁体字、异体字径改为规范简字，古字以今字律齐。凡古籍中所见"右药""右件""左药"等字样中，"右"均改为"上"，"左"均改为"下"。

（2）凡底本、校本中有明显的错字、讹字，经校勘无误后予以径改，不再出注。

（3）古籍中出现的中医专用名词术语规范为现代通用名。如"藏府"改为"脏腑"，"旋复花"改为"旋覆花"等。

（4）凡方药中涉及国家禁猎及保护动物（如虎骨、羚羊角等）之处，为保持古籍原貌，未予改动。但在临床应用时，应使用相关代用品。

希望本丛书的出版，能够为读者便于诵读医籍经典、切于临床实用提供强有力的支持，帮助读者学有所得、学有所成，真正起到"读经典，做临床，提疗效"的作用，为中医药的传承贡献力量。由于时间仓促，书中难免存在不足之处，亟盼广大读者提出宝贵意见，以便今后修订完善。

中国医药科技出版社
2022 年 3 月

序

百物与人殊体，而人藉以养生却病者，何也？盖天地亦物耳，惟其形体至大，则不能无生。其生人也得其纯，其生动物也得其杂，其生植物也得其偏。顾人之所谓纯者，其初生之理然耳。及其感风寒暑湿之邪，喜怒忧思之扰，而纯者遂漓，漓则气伤，气伤则形败。而物之杂者、偏者，反能以其所得之性补之、救之。圣人知其然也，思救人必先知物。盖气不能违理，形不能违气，视色别味，察声辨臭，权轻重，度长短，审形之事也；测时令，详嗜好，分盛衰，别土宜，求气之术也。形气得而性以得。性者，物所生之理也，由是而立本草、制汤剂以之治人。有余泻之，不足补之，寒者热之，热者寒之，温者清之，清者温之，从者反治，逆者正治。或以类相从，或以畏忌各矫其弊以复于平。其始则异，其终则同。夫天地生之，圣人保之，造化之能，圣人半之，天地不能专也。汉末张仲景《金匮要略》及《伤寒论》中诸方，大半皆三代以前遗法，其用药之义，与《本经》吻合无间。审病施方，应验如响。自唐以后，药性不明，方多自撰，如《千金方》《外台秘要》之属，执药治病，气性虽不相背，而变化已鲜。沿及宋元药品日增，性未研极，师心自用，谬误相仍。即用《本经》诸种，其精微妙义，多所遗漏。是以方不成方，药非其药，间有效用，亦偶中而非可取。必良由《本经》之不讲故也。余窃悲焉！欲详为阐述，其如耳目所及无多，古今名实互异，地土殊产，气味不同。且近世医人所不常用之药，无识别而收采者。更有殊能异性，义在隐微，一时难以推测，若必尽解全经，不免昧心诬圣。是以但择耳目所习见不疑，而理有可测者，共得百种，为之探本溯源，发其所以然之义，使古圣立方治病之心灼然可见，而其他则阙焉。后之君子，或可因之而悟其全，虽荒陋可嗤，而敬慎足矜也。

乾隆元年岁在柔兆执徐余月上弦

松陵徐大椿题于扬子江舟次

凡 例

一、录此百种，原以辨明药性，阐发义蕴，使读者深识其所以然，因此悟彼，方药不致误用，非备品以便查阅也。览者勿以不载常用之药为疑。

二、诸药有独具之性者，则用详解。其兼长可互见者，俱不重出，推类自明。

三、此解亦间有与前人相同者，但彼只释其所当然，而未推测其所以然。知所当然，则用古之方，能不失古人之意；知所以然，则方可自制，而亦能合古人制方之义也。故此解皆著其所以然之故，而浅近易晓者则略焉。

四、所解诸药，乃就市中所有，审形辨味，以合经义。至古今土产各殊，或有尚非正义与尚有遗义者，则俟知者正之。

五、诸药有所出地名，杂以后汉时郡县，陶隐居疑为仲景、元化等所记。是《本经》所载，已不皆神农以来所产之地矣。今之所产，又大半非汉时所产之地。欲尽考其实，固无从也，故不复列而解之。

六、《本经》所载，一名甚多，因无可解，故亦不列。

七、品第及字样，俱依明重刻宋大观刊唐慎微本所载白字《本经》。考陶隐居《本草》，有朱书墨书之别，朱书为《神农本经》，墨书为《名医别录》。开宝间重定印本于《本经》易朱书为白字，《大观》本遵之。虽未必无传讹，而取其近古，犹胜于近刻也。

八、详解只此百种，余亦颇有略为解者，以资人者浅，一概不存。

目录

中　品

下 品

上 品

丹 砂

味甘，微寒。甘言味，寒言性，何以不言色与气？盖入口则知其味，入腹则知其性，若色与气则在下文主治之中可推而知之也。主身体五脏百病。百病者，凡病皆可用，无所禁忌，非谓能治天下之病也。凡和平之药皆如此。养精神，凡精气所结之物，皆足以养精神。人与天地同，此精气以类相益也。安魂魄，赤入心，重镇怯。益气，气降则藏，藏则益。明目，凡石药皆能明目，石者金气所凝，目之能鉴物，亦金气所成也。又五脏之精皆上注于目，目大小眦属心，丹砂益目中心脏之精。**杀精魅邪恶鬼。**大赤为天地纯阳之色，故足以辟阴邪。**久服，通神明，不老。能化为汞。**石属金，汞亦金之精也。凡上品之药，皆得天地五行之精以成其质。人身不外阴阳五行，采其精气以补真元，则神灵通而形质固矣。但物性皆偏，太过不及，翻足为害，苟非通乎造化之微者，未有试而不毙者也。

此因其色与质以知其效者。丹砂正赤，为纯阳之色。心属火，色赤，故能入心，而统治心经之证。其质重，故又有镇坠气血之能也。凡药之用，或取其气，或取其味，或取其色，或取其形，或取其质，或取其性情，或取其所生之时，或取其所成之地，各以其所偏胜而即资之疗疾，故能补偏救弊，调和脏腑。

深求其理，可自得之。

云 母

味甘，平。主身皮死肌，云母色白属金，故为肺经之药。又肺主皮毛，云母薄叠如皮，亦与肺合也。中风寒热，如在车船上，肺气震荡，此能镇之。除邪气，安五脏，亦清镇之功。益子精，肺为肾源。明目，目白属肺，此能益目中肺脏之精。久服，轻身延年。肺旺则气旺，故有此效。

云母虽有五色，而白其正色也。白属金，金生水，故云母之上常生云气。云者，地气上升，欲为雨而未成雨者也。肺属金而在上，为人身水源，与云母相类，故为肺金之药。

石钟乳

味甘，温。主咳逆上气，钟乳石体属金，又其象，下垂而中空，故能入肺降逆。明目，能益目中肺脏之精。益精，能引肺气入肾。安五脏，通百节，利九窍，降气则脏安，中虚则窍通。下乳汁。钟乳即石汁如乳者所溜而成，与乳为类，故能下乳汁也。

此以形为治。石为土中之金，钟乳石液所凝乃金之液也，故其功专于补肺。以其下垂，故能下气。以其中空，故能通窍。又肺朝百脉，肺气利则无所不利矣。自唐以前，多以钟乳为服食之药，以其能直达肾经，骤长阳气，合诸补肾之品，用以房中之术最效。但此乃深岩幽谷之中，水溜凝结而成，所谓金中之水，其体至阴，而石药多悍，性反属阳，故能补人身阴中之火。阴火一发，莫可制伏，故久服毒发，至不可救。惟升炼得宜，因证施治，以交肺肾子母之脏，实有殊能也。

矾 石

味酸，寒。矾石味涩而云酸者，盖五味中无涩，涩即酸之变味，涩味收敛亦与酸同，如五色中之紫，即红之变色也。主寒热，寒热为肝经之疾，酸能收敛肝气。泄痢白沃，亦收涩之功。阴蚀恶疮，味烈性寒，故能杀湿热之虫，除湿热之毒。目痛，制火清金。坚骨齿。敛气固精。练饵服之，轻身不老，增年。

此以味为治，矾石之味最烈，而独成一味，故其功皆在于味。

朴硝

味苦，寒。朴硝味咸而云苦者，或古时所产之地与今不同，故味异耶？抑或以咸极而生苦耶？主百病，除寒热邪气，邪气凝结则生寒热，硝味咸苦，能软坚而解散之。逐六腑积聚结固留癖，硝质重性轻而能透发郁结，置金石器中尚能渗出，故遇积聚等邪，无不消解也。能化七十二种石。此软坚之甚者。炼饵服之，轻身神仙。消尽人身之滓秽，以存其精华，故有此效。

硝者，消也。朴硝乃至阴之精，而乘阳以出，其本水也，其标火也。遇湿则化为水，遇火则升为火，体最清而用最变，故丹家重之。石属金，硝遇火则亦变火。盖无火之性，而得火之精气者也。火铄金，故能化石。

滑 石

味甘，寒。主身热，寒能除热。泄澼，滑石能滑利大小肠，分清水谷。水谷分，则泄澼愈矣。女子乳难，乳亦水类，滑石利水且能润窍，故有通乳之功。癃闭，利小便，滑利小肠。荡胃中积聚寒热，滑利大肠，凡积聚寒热由蓄饮垢腻成者，皆能除之。益精气。邪去则津液自生。久服，轻身，耐饥长年。通利之药，皆益胃气。胃气利，则其效如此。

此以质为治，凡石性多燥，而滑石

体最滑润，得石中阴和之性以成，故通利肠胃，去积除水，解热降气。石药中之最和平者也。

禹余粮

味甘，寒。主咳逆，补中降气，不使上逆。寒热，除脾胃气虚，及有湿滞之寒热。烦满，补脾之功。下赤白，质燥性寒，故能除湿热之疾。血闭癥瘕，消湿热所滞之瘀积。大热。热在阳明者必甚，此能除之。炼饵服之，不饥，其质类谷粉而补脾土，所以谓之粮而能充饥也。轻身延年。补养后天之效。

禹余粮，色黄，质腻，味甘，乃得土气之精以生者也。故补益脾胃，除热燥湿之功为多。凡一病各有所因，治病者必审其因而治之，所谓求其本也。如同一寒热也，有外感之寒热，有内伤之寒热，有杂病之寒热。若禹余粮之所治，乃脾胃湿滞之寒热也。后人见《本草》有治寒热之语，遂以治凡病之寒热，则非惟不效，而且有害。自宋以来，往往蹈此病，皆《本草》不讲之故耳。

紫石英

味甘，温。主心腹咳逆，甘能和中，重能降气。邪气，散风寒。补不足，补心血之不足。女子风寒在子宫，绝孕十年无子。子宫属冲脉、血海，风寒入于其中，他药所不能及，紫石英色紫入血分，体重能下达，故能入于冲脉之底，风寒妨孕，温能散寒驱风也。久服，温中，轻身延年。补血纳气之功。

此以色为治，色紫则入心，心主血，故能补血。其降气而能入下焦，则质重之效也。

五石脂

青石、赤石、黄石、白石、黑石脂等，味甘，平。主黄疸，泄痢肠澼，脓血阴蚀，皆湿气在太阴、阳明之病也。下血赤白，收涩之功。邪气，正气敛则邪气除。痈肿，疽痔，恶疮，头疡，疥瘙。此皆湿郁所生之毒。能除湿则诸病亦退。久服，补髓益气，肥健不饥，轻身延年。敛精气而燥脾土，故有此效。五石脂各随五色补五脏。性治略同，而所补之脏各异。

石脂得金土杂气以成，故湿土之质，而有燥金之用。脾恶湿，燥能补之。然其质属土，不至过燥，又得秋金敛藏之性，乃治湿之圣药也。

扁 青

味甘，平。主目痛，明目，养肝之功。折跌痈肿，金疮不瘳。收涩敛肌之功。破积聚，消肝邪也。解毒气，利精神。久服，轻身不老。精气所结之物，故能除毒，益精，增年也。

《内经》云：五脏六腑之精，皆上注于目。故目虽属肝之窍，而白乃肺之精也。五行之中，火能舒光照物，而不能鉴物，惟金之明，乃能鉴物。石体属金，故石药皆能明目。而扁青生于山之有金处，盖金气精华之所结也，又色青属肝，于目疾尤宜。凡草木中，得秋金之气者亦然。凡物精华所结者，皆得天地清粹之气以成，而秽浊不正之气不得干之，故皆有解毒之功。其非精华所结，而亦能解毒者，则必物性之相制，或以毒攻毒也。

菖 蒲

味辛，温。主风寒，辛能散风，温能驱寒。湿痹，芳燥能除湿。咳逆上气。开窍下逆。开心孔，香入心。补五脏，气通和，则补益。通九窍，明耳目，出声音。芳香清烈，故走达诸窍而和通之，耳目喉咙皆窍也。久服，轻身，气不阻滞则身体通利。不忘，不迷惑，延年。

气通则津液得布。故不但能开窍顺气，且能益精养神也。

菖蒲能于水石中横行四达，辛烈芳香，则其气之盛可知，故入于人身，亦能不为湿滞痰涎所阻。凡物之生于天地间，气性何如，则入于人身，其奏效亦如之。盖人者得天地之和气以生，其气血之性，肖乎天地，故以物性之偏者投之，而亦无不应也。余可类推。

菊 花

味苦，平。主风，头眩肿痛，目欲脱，泪出，芳香上达，又得秋金之气，故能平肝风而益金水。皮肤死肌，清肺疏风。恶风湿痹。驱风散湿。久服，利血气，轻身，耐老延年。菊花晚开晚落，花中之最寿者也，故其益人如此。

凡芳香之物，皆能治头目肌表之疾。但香则无不辛燥者，惟菊得天地秋金清肃之气，而不甚燥烈，故于头目风火之疾尤宜焉。

人　参

味甘，微寒。主补五脏，安精神，定魂魄，止惊悸，有形无形，无一之不补也。除邪气，正气充则邪气自除。明目，五脏六腑之精皆上注于目，此所云明乃补其精之效，非若他药，专有明目之功也。开心益智。人参气盛而不滞，补而兼通，故能入心孔而益神明也。久服，轻身延年。补气之功。

人参得天地精英纯粹之气以生，与

人之气体相似，故于人身无所不补。非若他药有偏长而治病各有其能也。凡补气之药皆属阳，惟人参能补气，而体质属阴，故无刚燥之病，而又能入于阴分，最为可贵。然力大而峻，用之失宜，其害亦甚于他药也。今医家之用参救人者少，杀人者多。盖人之死于虚者十之一二，死于病者十之八九。人参长于补虚，而短于攻疾。医家不论病之已去未去，于病久，或体弱，或富贵之人，皆必用参。一则过为谨慎，一则借以塞责，而病家亦以用参为尽慈孝之道。不知病未去而用参，则非独元气不充，而病根遂固，诸药罔效，终无愈期。故曰杀人者多也。或曰：仲景伤寒方中，病未去而用参者不少，如小柴胡、新加汤之类，何也？曰：此则以补为泻之法也。古人曲审病情至精至密，知病有分有合。合者邪正并居，当专于攻散；分者邪正相离，有虚有实。实处宜泻，虚处宜补。一方之中，兼用无碍，且能相济，则用人参以建中生津，拓出邪气，更为有力。若邪气尚盛而未分，必从专治，无用参之法也。况用之亦皆入疏散药中，从无与熟地、萸肉等药同入感证方中者。明乎此，而后能不以生人者杀人矣。人参亦草根耳，与人殊体，何以能骤益人之精血。盖人参乃升提元气之药，元气下陷，不能与精血流贯，人参能提之使起，如火药藏于炮内不能升发，则以火发之。若炮中本无火药，虽以炮投火中不能发也，此补之义也。

甘 草

味甘，平。主五脏六腑寒热邪气，甘能补中气，中气旺则脏腑之精皆能四布，而驱其不正之气也。坚筋骨，长肌肉，倍力，形不足者，补之以味，甘草之甘为土之正味，而又最厚，故其功如此。金疮肿，脾主肌肉，补脾则能填满肌肉也。解毒。甘为味中之至正味，正则气性宜正，故能除毒。久服，轻身延年。补后天之功。

此以味为治也。味之甘，至甘草而极。甘属土，故其效皆在于脾。脾为后天之主，五脏六腑皆受气焉。脾气盛，则五脏皆循环受益也。

干地黄

味甘，寒。主折跌绝筋，伤中，逐血痹，行血之功。填骨髓，血足能化精，而色黑归肾也。长肌肉。脾统血，血充则肌肉亦满矣。作汤，除寒热积聚，血充足则邪气散，血流动则凝滞消。除痹。血和利则经脉畅。生者尤良。血贵流行，不贵滋腻，故中古以前用熟地者甚少。久服，轻身不老。补血之功。

地黄色与质皆类血，故入人身则专于补血。血补则阴气得和，而无枯燥拘牵之疾矣。古方只有干地黄、生地黄，从无用熟地黄者。熟地黄乃唐以后制法，以之加入温补肾经中药颇为得宜。若于汤剂及养血、凉血等方甚属不合。盖地黄专取其性凉而滑利流通，熟则腻滞不凉全失其本性矣。又仲景《伤寒》一百十三方，惟复脉用地黄。盖伤寒之病，邪从外入，最忌滋滞。即使用补，必兼疏拓之性者，方可入剂。否则邪气向里，必有遗害。今人一见所现之证，稍涉虚象，便以六味汤为常用之品，杀人如麻，可胜长叹。

术

味苦，温。主风寒湿痹，死肌，气厚而兼辛散，故能除邪而利筋脉肌肤也。痉，平肝风。疸，去湿。止汗，固肌肤。除热，益脾阴。消食。健脾气。作煎饵。久服，轻身延年，不饥。脾胃充则体强健而不易饥也。

术者，土之精也。色黄，气香，味苦而带甘，性温，皆属于土，故能补益脾土。又其气甚烈，而芳香四达，故又能达于筋脉肌肤，而不专于建中宫也。

菟丝子

味辛，平。主续绝伤，子中有丝不断，故能补续筋骨。补不足，益气力，肥健。滑润有脂膏，自能生精益气而长肌肉也。汁去面皯，亦滑泽之功。久服，明目，轻身延年。生精则目明而强且寿也。

子中之最有脂膏者，莫如菟丝。且炒熟则芳香又润而不滑，故能补益肝脾也。凡药性有专长，此在可解不可解之间，虽圣人亦必试验而后知之。如菟丝之去面皯，亦其一端也。以其辛散耶，则辛散之药甚多；以其滑泽耶，则滑泽之物亦甚多，何以他药皆不能去而独菟丝能之？盖物之生，各得天地--偏之气，故其性自有相制之理。但显于形质气味者，可以推测而知，其深藏于性中者，不可以常理求也。故古人有单方及秘方，往往以一二种药治一病而得奇中。及视其方，皆不若经方之必有经络奇偶配合之道，而效反神速者，皆得其药之专能也。药中如此者极多，可以类推。

牛　膝

　味苦酸。此止言味而不言性，疑阙文也。后凡不言性者仿此。主寒湿痿痹，四肢拘挛，膝痛不可屈伸，皆舒筋行血之功。**逐血气**，破瘀血也。**伤热火烂，**清血热也。**坠胎。**降血气也。**久服，轻身耐老。**血和之功。

此乃以其形而知其性也。凡物之根皆横生，而牛膝独直下，其长细而韧，酷似人筋，所以能舒筋通脉，下血降气，为诸下达药之先导也。筋属肝，肝藏血，凡能舒筋之药，俱能治血，故又为通利血脉之品。

柴　胡

味苦，平。主心腹，去肠胃中结气，轻扬之体，能疏肠胃之滞气。**饮食积聚，**疏肠胃之滞物。**寒热邪气，**驱经络之外邪。**推陈致新。**总上三者言之，邪去则正复也。**久服，轻身，明目益精。**诸邪不能容，则正气流通，故有此效。

柴胡，肠胃之药也。观经中所言治效，皆主肠胃，以其气味轻清，能于顽土中疏理滞气，故其功如此。天下惟木能疏土，前人皆指为少阳之药，是知其末，而未知其本也。张仲景小柴胡汤专治少阳，以此为主药，何也？按伤寒传经次第，先太阳，次阳明，次少阳。然则少阳虽在太阳、阳明之间，而传经乃居阳明之后，过阳明而后入少阳，则少阳反在阳明之内也。盖以所居之位言，则少阳在太阳、阳明之间；以从入之道言，则少阳在太阳、阳明之内。故治少阳，与太阳绝不相干，而与阳明为近，如小柴胡汤之半夏、甘草，皆阳明之药也。惟其然，故气味须轻清疏达，而后邪能透土以出。知此则仲景用柴胡之义明，而柴胡为肠胃之药亦明矣。

麦门冬

味甘，平。主心腹结气，解枯燥之结气。伤中伤饱，胃络脉绝，补续胃中之阴气。羸瘦短气。补胃则生肌，清火则益气。久服，轻身，不老，不饥。后天足则体健而能耐饥也。

麦冬甘平滋润，为纯补胃阴之药。后人以为肺药者，盖土能生金，肺气全恃胃阴以生。胃气润肺，自资其益也。

车前子

味甘，寒。主气癃，止痛，利水道，通小便，专利下焦气分。除湿痹。湿必由膀胱出，下焦利则湿气除。久服，轻身耐老。气顺湿除，则肢体康强也。

凡多子之药皆属肾，故古方用入补肾药中。盖肾者，人之子宫也。车前多子，亦肾经之药。然以其质滑而气薄，不能全补，则为肾腑膀胱之药。膀胱乃肾气输泄之道路也。

木 香

味辛。主邪气，辟毒疫温鬼，气极芳烈，能除邪秽不祥也。强志，香气通于心。主淋露。心与小肠为表里，心气下交与小肠，则便得调矣。久服，不梦寤、魇寐。心气通则神魂定。

木香以气胜，故其功皆在乎气。《内经》云：心主臭。凡气烈之药皆入心。

木香，香而不散，则气能下达，故又能通其气于小肠也。

薏苡仁

　　味甘，微寒。主筋急拘挛，不可屈伸，风湿痹，专除阳明之湿热。下气。直达下焦。久服，轻身益气。阳明气利则体强而气充也。其根下三虫。除阳明湿热所生之虫。

　　薏苡仁甘淡冲和，质类米谷，又体重力厚，故能补益胃气，舒筋除湿中虚，故又能通降湿热使下行。盖凡筋急痹痛等疾，皆痿证之类。《内经》治痿独取阳明，薏苡为阳明之药，故能已诸疾也。

泽　泻

　　味甘，寒。主风寒湿痹，凡挟水气之疾，皆能除之。乳难，乳亦水类，故能通乳也。消水，使水归于膀胱。养五脏，益气力，水气除则脏安而气生也。肥健，脾恶湿，脾气燥，则肌肉充而肥健也。久服，耳目聪明，不饥，延年轻身，面生光，皆涤水除湿之功。能行水上，水气尽，则身轻而入水不没矣。

　　泽泻乃通利脾胃之药，以其淡渗能利土中之水，水去则土燥而气充，脾恶湿故也。但湿气必自膀胱而出，泽泻能下达膀胱，故又为膀胱之药。

远 志

味苦，温。主咳逆，气滞之咳。伤中，补不足，心主营，营气顺则中焦自足。除邪气，利九窍，辛香疏达，则能辟秽通窍也。益智慧，耳目聪明，不忘，强志，心气通则精足神全矣。倍力，心气盛则脾气亦强，而力生也。久服，轻身不老。气和之效。

远志气味苦辛，而芳香清烈，无微不达，故为心家气分之药。心火能生脾土，心气盛，则脾气亦和，故又能益中焦之气也。

龙 胆

味苦涩。主骨间寒热，治肝邪犯肾之寒热。惊痫邪气，肝火犯心之邪。续绝伤，敛筋骨之气。定五脏，敛脏中之气。杀蛊毒。除热结之气。久服，益智不忘，收敛心中之神气。轻身耐老。热邪去而正气归，故有此效。

药之味涩者绝少，龙胆之功皆在于涩，此以味为主也。涩者，酸辛之变味，兼金木之性者也，故能清敛肝家之邪火。人身惟肝火最横，能下挟肾中之游火，上引包络之相火，相持为害。肝火清，则诸火渐息，而百体清宁矣。

细　辛

味辛，温。主咳逆，散肺经之风。头痛脑动，散头风。百节拘挛，风湿痹痛，死肌。散筋骨肌肉之风。久服明目，利九窍，散诸窍之风。轻身延年，风气除，则身健而寿矣。

此以气为治也。凡药香者，皆能疏散风邪。细辛气盛而味烈，其疏散之力更大。且风必挟寒以来，而又本热而标寒。细辛性温，又能驱逐寒气，其疏散上下之风邪，能无微不入，无处不到也。

石　斛

石斛其说不一，出庐江六安者色青，

长二三寸，如钗股，世谓之金钗石斛，折之有肉而实，咀之有腻涎黏齿，味甘淡，此为最佳。如市中长而黄色及枯槁无味者，皆木斛也。因近日无不误用，故附记于此。**味甘，平。主伤中，培脾土。除痹，治肉痹。下气，使中气不失守。补五脏虚劳，后天得养，则五脏皆补也。羸瘦，长肌肉。强阴，补脾阴。久服，厚肠胃，肠胃为中脏之府。轻身延年，补益后天之效。**

凡五味各有所属，甘味属土，然土实无味也。故《洪范》论五行之味，润下作咸，炎上作苦，曲直作酸，从革作辛，皆即其物言之。惟于土则曰稼穑作甘，不指土，而指土之所生者，可知土本无味也，无味即为淡，淡者五味之所从出，即土之正味也，故味之淡者，皆属土。石斛味甘而实淡，得土味之全，故其功专补脾胃，而又和平不偏也。

菩实

味苦，平。主益气，充肌肤，得天地之和气以生，故亦能益人之正气而强健也。明目，聪慧先知。菩草神物，揲之能前知。盖得天地之灵气以生，故亦能益人之神明也。久服，不饥不老，轻身。气足神全，故有此效。

此因其物之所能以益人之能也。昔圣人幽赞于神明而生菩，此草中之神物也。服之则补人之神，自能聪慧前知矣，食肉者鄙，不益信夫。

黄 连

味苦，寒。主热气，除热在气分者。目痛，眦伤泪出，明目，除湿热在上之病。肠澼，腹痛下痢，除湿热在中之病。妇人阴中肿痛。除湿热在下之病。久服，令人不忘。苦入心，能补心也。

苦味属火，其性皆热，此固常理。黄连至苦，而反至寒，则得火之味与水之性者也，故能除水火相乱之病。水火相乱者，湿热是也。凡药能去湿者，必增热，能除热者，必不能去湿。惟黄连能以苦燥湿，以寒除热，一举两得，莫神于此。心属火，寒胜火，则黄连宜为泻心之药，而反能补心何也？盖苦为火之正味，乃以味补之也。若心家有邪火，则此亦能泻之，而真火反得宁，是泻之即所以补之也。苦之极者，其性反寒，即《内经》亢害承制之义。所谓火盛之极，反兼水化也。

黄 芪

味甘，微温。主痈疽，久败疮，排脓止痛，除肌肉中之热毒。大风癞疾，去肌肉中之风毒。五痔，鼠瘘，去肌肉中之湿毒。补虚，补脾胃之虚。小儿百病。小儿当补后天，后天者，肌肉之本也。

黄芪甘淡而温，得土之正味、正性，故其功专补脾胃。味又微辛，故能驱脾胃中诸邪。其皮最厚，故亦能补皮肉，为外科生肌长肉之圣药也。

肉苁蓉

陶隐居云：是马精落地所生，后有此种则蔓延者也。味甘，微温。主五劳七伤，补中，补诸精虚之证。除茎中寒热痛，茎中者，精之道路也。精虚则有此痛，补精则其病自已矣。养五脏，强阴，益精气，多子，五脏各有精，精足则阴足，而肾者又藏精之所也，精足则多子矣。妇人癥瘕，精充则邪气消，且咸能软坚也。久服，轻身。精足之功。

此以形质为治也。苁蓉象人之阴而滋润黏腻，故能治前阴诸疾而补精气。如地黄色质象血，则补血也。

防 风

味甘，温。主大风，头眩痛，恶风，风邪，风病无不治也。目盲无所见，风在上窍也。风行周身，风在遍体也。骨节疼痛，风在筋骨也。烦满，风在上焦也。久服，轻身。风气除则有此效。

凡药之质轻而气盛者，皆属风药，以风即天地之气也。但风之中人，各有经络，而药之受气于天地，亦各有专能，故所治各不同。于形质气味细察而详分之，必有一定之理也。防风治周身之风，乃风药之统领也。

续　断

　　味苦，微温。主伤寒，苦温能散寒。补不足，补伤损之不足。金疮痈伤，折跌，续筋骨，肌肉筋骨有伤，皆能治之。妇人乳难。通滞之功。久服，益气力。强筋骨也。

　　此以形为治。续断有肉有筋，如人筋在肉中之象，而色带紫黑，为肝肾之色，故能补续筋骨。又其性直下，故亦能降气以达下焦也。

决明子

　　味咸，平。主青盲，目淫肤赤白膜，眼赤痛，泪出。凡目病内外等证，无所不治。久服，益精光，不但能治目邪，而且能补目之精也，皆咸降清火之功。轻身。火清则体健也。

决明生于秋，得金气之正。其色极黄，得金之色，其功专于明目，详上扁青条内。夫金之正色，白而非黄，但白为受色之地，乃无色之色耳。故凡物之属金者，往往借土之色以为色，即五金亦以黄金为贵，子肖其母也。草木至秋，感金气则黄落，故诸花实之中，凡色黄而耐久者，皆得金气为多者也。

丹　参

味苦，微寒。主心腹邪气，赤走心，故能逐心腹之邪。肠鸣幽幽如走水，心与脾不和则鸣。寒热积聚，破癥除瘕，赤走血，凡血病凝结者无不治之。**止烦满**，心气不舒。**益气**。益心气。

此以色为治也。赤走心，心主血，故丹参能走心以治血分之病。又辛散而润泽，故能通利而涤邪也。

五味子

味酸，温。主益气，气敛则益。**咳逆上气**，肺主气，肺气敛则咳逆除，而气亦降也。**劳伤羸瘦，补不足**，气敛藏，则病不侵而身强盛矣。**强阴**，气敛则归阴。**益男子精**。肾主收藏，而精者肾之所藏者也，故收敛之物无不益肾。五味形又似肾，故为补肾之要药。

此以味为治也。凡酸味皆敛，而五味酸之极，则敛之极，极则不止于敛，而且能藏矣。藏者，冬之令，属肾，故五味能补肾也。

蛇床子

味苦，平。主妇人阴中肿痛，男子阳痿、湿痒，皆下体湿毒之病。除痹气，利关节，除湿痰在筋骨之证。癫痫，除湿痰在心之证。恶疮。亦湿毒所生。久服轻身。湿去则身轻。

蛇床生阴湿卑下之地，而芬芳燥烈，不受阴湿之气，故入于人身，亦能于下焦湿气所归之处，逐其邪而补其正也。

沙 参

味苦，微寒。主血积，肺气上逆之

血。惊气，心火犯肺。除寒热，肺家失
调之寒热。补中，肺主气，肺气和则气
充而三焦实也。益肺气。色白体轻，故
入肺也。久服利人。肺气清和之效。

肺主气，故肺家之药气胜者为多。
但气胜之品必偏于燥，而能滋肺者，又
腻滞而不清虚，惟沙参为肺家气分中理
血之药，色白体轻，疏通而不燥，润泽
而不滞，血阻于肺者，非此不能清也。

菌 桂

味辛，温。主百病，言百病用之得
宜，皆有益也。养精神，通达脏腑，益
在内也。和颜色，调畅血脉，益在外也。
为诸药先聘通使。辛香四达，引药以通
经络。久服，轻身不老，血脉通利之效。

面生光华，媚好常如童子。血和则润泽也。

寒气之郁结不舒者，惟辛温可以散之。桂性温补阳而香气最烈，则不专于补，而又能驱逐阴邪。凡阴气所结，能与药相拒，非此不能入也。人身有气中之阳，有血中之阳。气中之阳，走而不守；血中之阳，守而不走。凡药之气胜者，往往补气中之阳；质胜者，往往补血中之阳。如附子暖血，肉桂暖气，一定之理也。然气之阳胜则能动血，血之阳胜则能益气，又相因之理也。桂，气分药也，而其验则见于血，其义不晓然乎。

松　脂

味苦，温。主疽恶疮，头疡白秃，疥瘙，除湿火所化之病。风气，香散风。安五脏，补脂液。除热。性耐寒暑。久服轻身，不老延年。松多脂而寿故也。

松之精气在皮，故其脂皆生于皮。其质黏腻似湿，而性极燥，故凡湿热之在皮肤者，皆能治之。凡痈疽疮疥之疾，皆皮肤湿火所郁，必腐肉伤皮，流脓结痂而后愈。松之皮，日易月新，脂从皮出，全无伤损，感其气者，即成脓脱痂而愈。义取其象之肖也。

槐　实

味苦，寒。主五内邪气热，清浮游不归根之火。止涎唾，清肺经湿火。补绝伤，阳明主机关，此能滋养阳明也。五痔火疮，妇人乳瘕，皆阳明燥金之痰。子脏急痛。亦阳明经脉之病。

槐当秋而实，得金之令。色黄，得金之色，故其性体清肃，乃手太阴、手阳明之要药也。金衰则为火所侮，凡有余之火，不能归藏其宅，必犯肺与大肠，得此清肃之气以助之，则火不能伤而自归其宅，不治火而火自退。此从本之治，医之良法也。

柏 实

　　味甘，平。主惊悸，清火经之游火。安五脏，滋润之功。益气，壮火食气，火宁则气益也。除风湿痹。得秋金之令能燥湿平肝也。久服，令人润泽美色，耳目聪明，滋润皮肤及诸窍。不饥不老，轻身延年。柏之性不假灌溉而能寿也。

　　柏得天地坚刚之性以生，不与物变迁，经冬弥翠，故能宁心神敛心气，而不为邪风游火所侵克也。人之生理谓之仁，仁藏于心。物之生机在于实，故实亦谓之仁。凡草木之仁，皆能养心气，以类相应也。

茯　苓

　　古注茯苓，皆云松脂入地所结，无苗叶花实。今之茯苓，皆有蔓可种，疑古今有异同也。味甘，平。主胸胁逆气，忧恚，惊邪恐悸，心下结痛，寒热烦满，咳逆，皆脾虚不能化水，痰饮留结诸经之疾。口焦舌干，胸有饮，则水下聚而津液不升。利小便。淡渗利水道。久服，安魂养神，不饥延年。心脾和通之效。

　　茯苓生山谷之中，得松柏之余气，其味极淡，故为调补脾阴之药，义见石斛条下。凡人邪气郁结，津液不行，则为痰为饮。痰浓稠为火之所结，饮清稀为水之所停。故治痰则咸以降之，治饮则淡以利之。若投以重剂，反拒而不相

入，惟茯苓极轻淡，属土，土胜水能疏
之涤之，令从膀胱以出，病渐去而不觉
也。观仲景猪苓汤、五苓散等方，义自
见矣。

柏 木

味苦，寒。主五脏、肠胃中结热，
黄疸，肠痔，止泄痢，女子漏下赤白，
阴阳蚀疮。皆阳明表里上下所生湿热
之疾。

黄柏极黄，得金之色，故能清热。
其味极苦，苦属火，则又能燥湿。凡燥
者未有不热，而寒者未有不湿，惟黄柏
于清热之中而兼燥湿之效。盖黄色属金，
阳明为燥金，故其治皆除阳明湿热之疾，
气类相感也。

干 漆

味辛，温。主绝伤，补中，续筋骨，填髓脑，补续筋骨中之脂膏。安五脏，实脏中之脂膏。五缓六急，调和筋骨。风寒湿痹，漆得寒反坚，得湿反燥，故能除寒热也。生漆去长虫。生漆著人肌肤即腐烂，故亦能腐虫。久服轻身耐老。漆入地不朽，其质耐久，故有此效。

此以质为治。漆，树脂也。凡草木之脂最韧而不朽者，莫如漆。人身中非气非血而能充养筋骨者，皆脂膏也。气血皆有补法，而脂膏独无补法，则以树之脂膏力最厚者补之。而脂膏之中，凡风寒湿热之邪，留而不去者，得其气以相助，亦并能驱而涤之也。

辛 夷

　　味辛，温。主五脏、身体寒热，清气下陷之疾。寒风头脑痛，升散风邪。面鼾。去皮毛之风滞。久服，下气，轻身，明目，增年耐老。清气上升则浊气下降，而百体清宁，可永年矣。

　　辛夷与众木同植，必高于众木而后已，其性专于向上，故能升达清气。又得春气之最先，故能疏达肝气。又芳香清烈，能驱逐邪风头目之病。药不能尽达者，此为之引也。

桑上寄生

　　味苦，平。主腰痛，得桑之气，亦

能助筋骨也。小儿背强，驱脊间风。痈肿，和血脉。安胎，胎亦寄母腹者也。充肌肤，坚发齿，长须眉。养皮毛之血脉。其实主明目，桑性驱风，肝为风脏，而开窍于目，风去则目明也。**轻身通神。**寄生乃感风露之气以生，故服之亦有清虚之妙应。

寄生乃桑之精气所结，复生小树于枝间，有子之象焉，故能安胎。其性与桑相近，故亦能驱风养血。其生不著土，资天气而不资地气，故能滋养血脉于空虚之地，而取效更神也。

杜 仲

味辛，平。主腰脊痛，补中，益精气，坚筋骨，强志，其质坚韧者，其精气必足，故亦能坚定人身之筋骨气血也。**除阴下痒湿**，补皮利湿。**小便余沥。**坚溺管之气。**久服，轻身耐老。**强健肢体。

杜仲木之皮，木皮之韧且厚者此为最，故能补人之皮。又其中有丝连属不断，有筋之象焉，故又能续筋骨。因形以求理，则其效可知矣。

发髲

味苦，温。**主五癃，关格不通，利小便水道，**滑润疏通之效。**疗小儿痫，大人痓，仍自还神化。**滋养络脉。

发为血之余，而《经》中所治之疾，皆主通经利便之功，何也？盖心与小肠为表里，心主血，发为血之余，则不能入心，而能入小肠，以小肠为心之出路也。且发亦毛类，肺主皮毛，而为水源，故能利水，非一定之理乎！其治癥、瘕，则泻心家之痰饮，及滋润血脉之功也。《金匮要略》方治小便闭淋，用滑石、乱发，知用药悉遵《本经》者，惟仲景一人而已。

龙 骨

味咸甘，平。主心腹鬼疰，精物老魅，纯阳能制阴邪。咳逆，敛气涤饮。泄痢脓血，女子漏下，收涩之功。癥瘕坚结，龙性善入，能穿破积滞。小儿热气惊痫。敛火安神。齿主小儿、大人惊痫，癫疾狂走，与骨同义，但齿则属肾、属骨，皆主闭藏，故于安神凝志之效尤多。心下结气，不能喘息，收降上焦游行之逆气。**诸痉，心经痰饮。杀精物。**义亦与骨同。**久服，轻身，通神明，延年。**龙能飞腾变化且多寿，故有此效。

龙得天地纯阳之气以生，藏时多，见时少。其性至动而能静，故其骨最黏涩，能收敛正气。凡心神耗散，肠胃滑脱之疾，皆能已之。阳之纯者，乃天地之正气，故在人身亦但敛正气，而不敛邪气。所以仲景于伤寒之邪气未尽者，亦用之。后之医者于斯义，盖未之审也。人身之神属阳，然神非若气血之有形质可补泻也，故治神为最难。龙者乘天地之元阳出入，而变化不测，乃天地之神也。以神治神，则气类相感，更佐以寒热温凉补泻之法，虽无形之病，不难治矣。天地之阳气有二：一为元阳之阳，一为阴阳之阳。阴阳之阳，分于太极既判之时，以日月为升降，而水火则其用也，与阴为对待，而不并于阴，此天地并立之义也。元阳之阳，存于太极未判之时，以寒暑为起伏，而雷雨则其用也，与阴为附丽而不杂于阴，此天包地之义也。龙者，正天地元阳之气所生，藏于水，而不离乎水者也。故春分阳气上，井泉冷，龙用事而能飞；秋分阳气下，井泉温，龙退蛰而能潜。人身五脏属阴，而肾尤为阴中之至阴，凡周身之水皆归之，故人之元阳藏焉。是肾为藏水之脏，而亦为藏火之脏也，所以阴分之火动而不藏者，亦用龙骨，盖借其气以藏之，必能自反其宅也。非格物穷理之极者，其孰能与于斯。

麝 香

味辛，温。主辟恶气，香气盛，则秽气除。杀鬼精物，香能胜邪。温疟，香散邪风。蛊毒，香能杀虫。痫痓，香通经络。去三虫。虫皆湿秽之所生，故亦能除之。久服除邪，不梦寤魇寐。魇寐由心气闭塞而成，香气通达则无此患。

此以气为治。麝喜食香草，其香气之精，结于脐内，为诸香之冠。香者气之正，正气盛，则自能除邪辟秽也。

牛 黄

味苦，平。主惊痫，通心化痰。寒热，热盛狂痓，清心家之热痰。除邪逐鬼。心气旺，则邪气自不能容也。

牛之精气不能运于周身，则成黄。牛属土，故其色黄也。凡治痰涎，皆以补脾为主，牛肉本能健脾化痰，而黄之功尤速。又黄必结于心下，故又能入手少阴、厥阴之分，以驱邪涤饮，而益其精气也。

白　胶

味甘，平。主伤中劳绝，腰痛羸瘦，皆骨节虚寒之证。补中益气，补血则中气自足也。妇人血闭无子，止痛，安胎。补冲脉血海之功。久服，轻身延年。精足血满，故有此效。

鹿之精气全在于角，角本下连督脉。鹿之角，于诸兽为最大，则鹿之督脉最盛可知，故能补人身之督脉。督脉为周身骨节之主，肾主骨，故又能补肾。角之中皆贯以血，冲为血海，故又能补冲脉，冲督盛而肾气强，则诸效自臻矣。

阿 胶

味甘，平。主心腹内崩，血脱之疾。劳极洒洒如疟状，劳倦则脾伤而血亏，此肝脾之寒热，故如疟也。腰腹痛，四肢酸疼，血枯之疾。女子下血，安胎。养血则血自止而胎安。久服，轻身益气。补血则气亦充。

阿井为济水之伏流，济之源为沇水，自沇水以至于阿井，伏见不常。若《夏书》所谓溢为荥，出于陶邱北者，皆伏流从下泛上者也。阿井在陶邱北三百里，泉虽流而不上泛，犹为伏脉中之静而沉者，过此则其水皆上泛成川，且与他泉水乱而不纯矣。故阿井之水，较其旁诸水重十之一二不等。人之血脉，宜伏而不宜见，宜沉而不宜浮。以之成胶，真止血调经之上药也。其必以驴皮煎者，驴肉能动风，肝为风脏而藏血，乃借风药以引入肝经也。又凡皮皆能补脾，脾为后天生血之本而统血，故又为补血药中之圣品。

丹雄鸡

味甘，微温。主女人崩中漏下，赤白沃，补脾疏肝。补虚温中，止血。滋养血脉。头主杀鬼，鸡得清肃之气而头为之会，故能除鬼邪。东门上者尤良。

东门上者，东门上所磔鸡头，取阳方之生气也。**肛腔裹黄皮，微寒，主泄利。**鸡食沙石亦能消化，故治食积不化之泄利。**屎白主消渴，**鸡善食而不善饮，其肠胃不能容水，故主消渴。**伤寒寒热。**治伤寒有食邪之寒热。

凡血肉之物，鲜属金者，惟鸡于十二支属酉，而身轻能飞，其声嘹亮，于五音属商，乃得金气之清虚者也。五脏之气，木能疏土，金能疏木，鸡属金，故能疏达肝气。本血肉之物，故又能不克伐而调养肝血也。

石　蜜

石蜜，野蜂于崖间石隙中采花所作也。疑古时未有养蜂之法，则以崖蜜为上，而土木中之蜜不用。今人养蜂收蜜其法最良，功同石蜜也。味甘，平。主**心腹邪气**，养胃和中。**诸惊痫痓**，定心平肝。安五脏诸不足，益气补中，百花之精，脏腑经络皆受益也。**止痛**，甘能缓痛。**解毒**，香能辟秽恶之毒。**除众病**，诸花之性俱全。**和百药**。诸花之性俱化。**久服**，**强志轻身**，**不饥**，**不老**。精神充足故也。

蜜者，采百花之精华而成者也。天地春和之气，皆发于草木，草木之和气，皆发于花。花之精英，酿而为蜜，和合众性则不偏，委去糟粕则不滞。甘以养中，香以理气，真养生之上品也。但其性极和平，于治疾则无速效耳。凡天地之生气，皆正气也。天地之死气，皆邪气也。正则和平，邪则有毒。毒者，败正伤生之谓。蜜本百花之蕊，乃生气之所聚，生气旺，则死气不能犯，此解毒之义也。

桑螵蛸

味咸，平。主伤中疝瘕，瘀血凝结中焦。阴痿，益精生子，补益肾气。女子血闭，和通血脉。腰痛，强肾之经。通五淋，利小便水道。通肾之府。

桑螵蛸，桑上螳螂所生之子也。螳螂于诸虫中最有力，而其子最繁，则其肾之强可知。人之有子，皆本于肾，以子补肾，气相从也。桑性最能续伤和血，螵蛸在桑者，亦得桑之性，故有养血逐瘀之功。

藕实茎

一气相通，茎与实无异，非若他药之根实各殊也。味甘，平。主补中，味甘淡得中土之性。养神，气香而中虚。益气力，脾肾旺则气血强。除百疾。中和之性无偏杂之害也。久服，**轻身耐老，不饥延年**。和平之效。

藕者，水土之精也，故能养脾肾之阴。生水底污泥之中，而无处不香，无节不通，故又能疏达脾肾之气，而滋其血脉。湿而不滞，香而不燥，果中之圣品也。

橘 柚

味辛，温。主胸中瘕热逆气，开达上焦之气。利水谷。通利中焦之滞。久服，去臭，下气，通神。芳香辛烈，自能辟秽邪而通正气也。

橘柚通体皆香，而皮辛肉酸，乃肝脾通气之药也。故凡肝气不舒，克贼脾土之疾，皆能已之。凡辛香之药皆上升，橘柚实酸，酸主敛，故又能降气，不专于散气也。

大 枣

味甘，平。主心腹邪气，安中养脾，建立中气，则邪气自除。助十二经，平胃气，十二经皆受津液于脾胃，脾胃盛则十二经皆充也。**通九窍，补而不滞。补少气、少津液，身中不足，周身气血无不补也。大惊，**甘能缓急。**四肢重，**脾虚则重，旺则轻也。**和百药。**百药气味不齐而甘能调之。**久服，轻身长年。**皆补益后天之功。

枣味甘，而肉厚色赤，得火之色，土之味，故能建立中焦，温养脾胃，为后天之本。万物生于土，土气充盈，诸经自皆受益矣。

葡 萄

味甘，平。主筋骨湿痹，益气倍力，强筋燥湿。**强志，**肝藏魂。**令人肥健耐饥，忍风寒。久服轻身，不老延年。**皆培补肝脾之效。可作酒。

此以形为治，葡萄屈曲蔓延，冬卷春舒，与筋相似，故能补益筋骨。其实甘美，得土之正味，故又能滋养肌肉。肝主筋，脾主肉，乃肝脾交补之药也。

鸡头实

味甘，平。主湿痹，腰脊膝痛，下焦湿痰之疾。补中，除暴疾，暴疾皆生于中气不足，中气足则无此疾矣。益精气，强志，肝肾足则心气亦宁也。令耳目聪明。充益诸窍。久服，轻身，不饥，耐老神仙。脾肾兼旺则诸效自臻矣。

鸡头生于水中，而其实甘淡，得土之正味，乃脾肾之药也。脾恶湿而肾恶燥，鸡头虽生水中，而淡渗甘香，则不

伤于湿。质黏味涩，而又滑泽肥润，则
不伤于燥。凡脾肾之药，往往相反，而
此则相成，故尤足贵也。

中 品

石硫黄

味酸，温。主妇人阴蚀，阴湿所生之疾，惟阳燥之物能已之。疽痔恶血，亦下焦阴分之湿所生病也。坚筋骨，壮筋骨之阳气。除头秃，杀发根湿气所生之虫。能化金、银、铜、铁奇物。火克金也。

硫黄乃石中得火之精者也。石属阴而火属阳，寓至阳于至阴，故能治阴分中寒湿之疾。其气旺而性暴，故又能杀虫而化诸金也。

水 银

味辛，寒。主疥瘘，痂疡，白秃，杀皮肤中虱，解皮毛中湿热之毒，虱亦湿热所生也。堕胎。至重能坠胎。又胎气始生，肝气养之，金克木则伤肝而胎堕也。除热，杀金、银、铜、锡毒，得五金之精气，故能除其毒也。熔化还复为丹。水银出于丹砂中者为多，故亦可炼成丹石，金精得火，变化不测，铅、汞皆如此。久服，神仙不死。以其不朽而能变化也。

水银，五金之精也，得五金之精气，而未成质，炼之亦能为金银等物。其所治，皆皮肤热毒之疾。盖肺属金而主皮毛，亦以气相感也。丹家炉鼎之术，以水银与铅为龙虎，合炼成丹，服之则能长生，久视，飞升羽化。自《参同契》以后，其说纷纷，高明之士，为所误者不一而足。夫水银乃五金之精，而未成金体者也。凡金无不畏火，惟水银则百炼如故，以其未成金质，中含水精，故火不得而伤之。其能点化为黄白者，亦因药物所炼，变其外貌，非能真作金银也。今乃以其质之不朽，欲借其气以固形体，真属支离。盖人与万物，本为异体。借物之气，以攻六邪，理之所有。借物之质，以永性命，理之所无。术士好作聪明，谈天谈易，似属可听，实则伏羲画卦，列圣系辞，何尝有长生二字，此乃假托大言以愚小智，其人已死，诡云尚在。试其术者，破家丧身，未死则不悟，既死则又不知。历世以来，昧者接踵，总由畏死贪生之念迫于中，而反以自速其死耳。悲夫！

磁　石

味辛，寒。主周痹，风湿，肢节中痛，不可持物，洗洗酸消，味辛则散风，石性燥则除湿，其治酸痛等疾者，以其能坚筋骨中之正气，则邪气自不能侵也。除大热，寒除热。烦满，重降逆。及耳聋。肾火炎上则耳聋，此能降火归肾。

凡五行之中，各有五行，所谓物物一太极也。如金一行也，银色白属肺，金色赤属心，铜色黄属脾，铅色青属肝，铁色黑属肾。石也者，金土之杂气，而得金之体为多，何以验之？天文家言星者，金之散气，而星陨即化为石，则石之属金无疑。而石之中亦分五金焉，磁石乃石中之铁精也，故与铁同气，而能相吸，铁属肾，故磁石亦补肾。肾主骨，故磁石坚筋壮骨；肾属冬令，主收藏，故磁石能收敛正气，以拒邪气。知此理，则凡药皆可类推矣。

阳 起 石

味咸，微温。主崩中漏下，寒滑之病。破子脏中血，癥瘕结气，寒热腹痛，无子，凡寒凝血滞之病皆能除之。阴痿不起，补不足。强肾补阳益气。

阳起石得火不燃，得日而飞；硫黄得日无焰，得火而发。皆为火之精，而各不同。盖阳起石禀日之阳气以成，天上阳火之精也；硫黄禀石之阳气以成，地上阴火之精也。所以硫黄能益人身阴火之阳，阳起石能益人身阳火之阳也。五行各有阴阳，亦可类推。

干 姜

　　味辛，温。主胸满，寒邪之在胸者则散之。咳逆上气，辛能润肺降逆。温中止血，血得暖而归经。出汗，辛能散逐寒气，使从汗出。逐风湿痹，治寒邪之在筋骨者。肠澼下痢，治寒邪之在肠胃者。生者尤良。辛散之品，尤取其气性之清烈也。久服，去臭气，通神明。辛甚气烈，故能辟秽通阳。

　　凡味厚之药主守，气厚之药主散。干姜气味俱厚，故散而能守。夫散不全散，守不全守，则旋转于经络脏腑之间，驱寒除湿，和血通气，所必然矣。故性虽猛峻，而不妨服食也。

苦 参

　　味苦，寒。主心腹结气，<u>苦入心，以散热结之气。</u>癥瘕积聚，<u>苦极则能泄。</u>黄疸，<u>寒能除郁热。</u>溺有余沥，<u>心通于小肠，心火除则小肠郁塞之气通矣。</u>逐水，<u>小肠通则水去。</u>除痈肿，<u>诸疮皆属心火，心火清则痈肿自去也。</u>补中，<u>《内经》云：脾苦湿，急食苦以燥之，即此义也。</u>明目止泪。<u>寒清肝火，苦除肝湿。</u>

　　此以味为治也。苦入心，寒除火，故苦参专治心经之火，与黄连功用相近。但黄连似去心脏之火为多，苦参似去心腑小肠之火为多。则以黄连之气味清，而苦参之气味浊也。

当　归

味甘，温。主咳逆上气，润肺气。温疟寒热，洗洗在皮肤中，皆风寒在血中之病。妇人漏下绝子，营血不足之病。诸恶疮疡，金疮，营血火郁及受伤之病。煮饮之。煮饮则能四达以行诸经。

按：血在经络之中流行不息。故凡用行血补血之药，入汤剂者为多，入丸散者绝少。故古人治病，不但方不可苟，即法亦不可易也。

当归辛香而润，香则走脾，润则补血，故能透入中焦营气之分，而为补营之圣药。当归为血家必用之药，而《本经》无一字及于补血养血者，何也？盖气无形可骤生，血有形难速长。凡通闭顺气，和阴清火，降逆生津，去风利窍，一切滋润通和之品，皆能令阴气流通，不使亢阳致害，即所以生血也。当归辛芳温润，兼此数长，实为养血之要品，惟著其血充之效，则血之得所养，不待言而可知。此等当参全经而悟其理。

麻 黄

味苦，温。主中风伤寒，头痛温疟，发表出汗，去邪热气，凡风寒之在表者，无所不治，以能驱其邪，使皆从汗出也。止咳逆上气，轻扬能散肺邪。除寒热，散营卫之外邪。破癥坚积聚。散脏腑之内结。

麻黄轻扬上达，无气无味，乃气味

之最清者，故能透出皮肤毛孔之外，又能深入积痰凝血之中。凡药力所不到之处，此能无微不至，较之气雄力厚者，其力更大。盖出入于空虚之地，则有形之气血不得而御之也。

芍 药

味苦。主邪气腹痛，肝气乘脾则痛，敛肝气则痛除。除血痹，肝邪凝滞之病。破坚积，寒热疝瘕，肝邪结聚之疾。止痛，血和则痛止。利小便，肝气下达于宗筋，故小便亦利。益气。肝气敛则受益。

芍药花大而荣，得春气为盛，而居百花之殿，故能收拾肝气，使归根反本，不至以有余肆暴，犯肺伤脾，乃养肝之圣药也。

玄　参

味苦，微寒。主腹中寒热，积聚，皆火气凝结之疾。女子产乳余疾，产后血亏，冲脉之火易动。清血中之火，则诸疾平矣。补肾气，令人目明。除阴分之火，则头目清明矣。

玄参色黑属肾而性寒，故能除肾家浮游上升之火。但肾火有阳有阴，阳火发于气分，火盛则伤气。《内经》所谓壮火食气是也。阴火发于血分，火盛则伤血。《内经》所谓诸寒之而热者，取之阴是也。产后血脱则阴衰，而火无所制，又不可以寒凉折之；气血未宁，又不能纳峻补之剂。惟玄参宁火而带微补，用之最为得当也。

百　合

　　味甘，平。主邪气，腹胀心痛，肺气不舒之疾。利大小便，肺为水源。补中，甘能补脾。益气。肺主气，补肺则气益矣。

　　此以形为治也。百合色白而多瓣，其形似肺，始秋而花，又得金气之全者，故为清补肺金之药。

白　芷

　　味辛，温。主女人漏下赤白，血闭阴肿，风在下焦而兼湿热之证。寒热，风在营卫。风头侵目泪出，风在上窍。

长肌肤，润泽，可作面脂。风气干燥，
风去则肌肉生而润泽矣。

凡驱风之药，未有不枯耗精液者。
白芷极香，能驱风燥湿，其质又极滑润，
能和利血脉而不枯耗，用之则有利无害
者也。盖古人用药，既知药性之所长，
又度药性之所短，而后相人之气血，病
之标本，参合研求，以定取舍，故能有
显效而无隐害。此学者之所当殚心也。

黄 芩

味苦，平。主诸热，黄疸，大肠经
中之郁热。肠澼泄痢，大肠腑中之郁热。
逐水，水在肠中者。下血闭，血之在阳
明者使从大便出。恶疮疽蚀，火疡。阳
明主肌肉，凡肌肉热毒等病，此皆除之。

此以形色为治，黄芩中空而色黄，为大肠之药，故能除肠胃诸热病。黄色属土属脾，大肠属阳明燥金，而黄芩之黄属大肠，何也？盖胃与大肠为出纳水谷之道，皆统于脾。又金多借土之色以为色。义详决明条下，相参益显也。

狗脊

味苦，平。主腰背强，关机缓急，周痹，寒湿膝痛，凡邪气之在骨节间者皆能治之。颇利老人。老人精血衰，则筋骨空隙中尤不能舒展，故于此药为尤宜也。

此以形为治。狗脊遍体生毛而多节，颇似狗之脊。诸兽之中，惟狗狡捷，而此药似之，故能入筋骨机关之际，去其凝滞寒湿之气，而使之强健利捷也。形同而性亦近，物理盖可推矣。

紫 草

味苦，寒。主心腹邪气，去心腹热邪。五疸，湿热在血中。补中益气，营家之热清，则中焦和利。利九窍，诸窍不为邪热所闭。通水道。心气通于小肠。

紫草色紫而走心，心主血，又其性寒，故能治血家之热。

水 萍

味辛，寒。主暴热，得水之气，故能除热。身痒，湿热在皮肤。下水气，萍入水不濡，故能涤水。胜酒，水气盛则酒气散矣。长须发，益皮毛之血气。主消渴。得水气之助。久服轻身。亦如萍之轻也。

水萍生于水中，而能出水上，且其叶入水不濡，是其性能敌水者也。故凡水湿之病，皆能治之。其根不著土，而上浮水面，故又能益皮毛之疾。

泽 兰

味苦，微温。主乳妇内衄，清阳明经络湿热之邪。中风余疾，气温体轻，故能散余风。大腹水肿，身面四肢浮肿，骨节中水，统治内外一切水病。金疮，痈肿疮脓。亦皆湿毒之疾。

泽兰生于水中，而芳香透达，节实茎虚，能于人经络受湿之处分疏通利，

无所隔碍。盖其质阴而气阳，故能行乎
人身之阴而发之于阳也。

牡　丹

　　味辛，寒。主寒热，中风瘛疭，痉，
惊痫邪气，皆肝气所发之疾。除癥坚，
瘀血留舍肠胃，色赤走血，气香能消散
也。安五脏，五脏皆血气所留止，血气
和则无不利矣。疗痈疮。清血家之毒火。

　　牡丹为花中之王，乃木气之最荣泽
者，故能舒养肝气，和通经脉，与芍药
功颇近。但芍药微主敛，而牡丹微主散，
则以芍药味胜，牡丹气胜，味属阴而气
属阳也。

吴茱萸

味辛，温。主温中下气，风寒上逆。止痛，散寒湿之痛。咳逆寒热，寒邪入肺。除湿血痹，辛能燥湿，温能行血也。逐风邪，开腠理。辛香散风通窍。

吴茱萸味极辛，辛属金，金平木，故为驱逐肝风之要药。但肝风有二，一为挟寒之风，一为挟火之风。吴茱萸性温，于挟寒之风为宜，此又不可不审也。

栀 子

味苦，寒。主五内邪气，热邪之气。胃中热气，黄色入阳明，性寒能清热。面赤，酒皰皶鼻，白癞、赤癞，疮疡。

此皆肌肉之病，乃阳明之表证也。

栀子正黄，亦得金色，故为阳明之药。但其气体清虚，走上而不走下，故不入大肠而入胃，胃在上焦故也。胃家之蕴热，惟此为能除之。又胃主肌肉，肌肉有近筋骨者，有近皮毛者，栀子形开似肺，肺主皮毛，故专治肌肉热毒之见于皮毛者也。

鹿　茸

味甘，温。主漏下恶血，血中之阳不能固摄。寒热，阳虚。惊痫，心火亏少。益气强志，补血之功。生齿不老。补肾之效。角：主恶疮痈肿，拓血中之毒。逐邪恶气，拓阴邪之气。留血在阴中。阴络之凝滞，得热而运行也。

鹿茸之中，惟一点胚血，不数日而即成角。此血中有真阳一点，通督脉，贯肾水，乃至灵至旺之物也。故入于人身为峻补阳血之要药。又其物流动生发，故又能逐瘀通血也。余义见"白胶"条下。鹿茸气体全而未发泄，故补阳益血之功多。鹿角则透发已尽，故拓毒消散之功胜。先后迟速之间，功效辄异，非明乎造化之机者，不能测也。

犀　角

犀有山犀、水犀二种，而水犀为妙。味苦，寒。主百毒虫疰，杀邪气之虫。邪鬼，灵气辟邪。瘴气。郁热之毒。杀钩吻、鸩羽、蛇毒，除邪，一切草木虫鸟之毒皆除之。不迷惑魇寐。解心经热邪，通心气。

牛属土，而犀则居水，水无兽，惟犀能伏其中，则其得水土之精可知。凡物之毒者，投水土则毒自化。犀得水土之精，故化毒之功为多。而其角中虚，有通灵之象，故又能养心除邪也。

伏 翼

味咸，平。主目瞑，明目，夜视有精光。存养肝经阴气之精。久服，令人喜乐媚好无忧。肝气和则乐。

凡有翼能飞之物，夜则目盲。伏翼又名天鼠，即鼠类也，故日出则目瞑而藏，日入则目明而出，乃得阴气之精者也。肝属厥阴，而开窍于目，故资其气以养肝血，而济目力，感应之理也。物有殊能，必有殊气，皆可类推。

蚱 蝉

古人用蝉，今人用蜕，气性亦相近。味咸，寒。主小儿惊痫夜啼，癫病寒热。皆小儿风热之疾。

蚱蝉感凉风清露之气以生，身轻而声嘹亮，得金气之发扬者也。又脱落皮壳，亦属人身肺经之位，故其性能清火驱风，而散肺经之郁气。若其质轻虚，尤与小儿柔弱之体为宜也。蚱蝉日出有声，日入无声，止夜啼，取其意也。

白僵蚕

味咸。主小儿惊痫夜啼，风痰之病。

去三虫，<u>风气所生之虫。</u>灭黑䵟，令人面色好，<u>能去皮肤之风斑，令润泽。</u>男子阴疡病。<u>下体风湿。</u>

　　蚕，食桑之虫也。桑能治风养血，故其性亦相近。僵蚕感风而僵，凡风气之疾，皆能治之，盖借其气以相感也。僵蚕因风以僵，而反能治风者，何也？盖邪之中人也，有气而无形，穿经透络，愈久愈深，以气类相反之药投之，则拒而不入，必得与之同类者，和入诸药，使为乡道，则药力至于病所，而邪与药相从，药性渐发，邪或从毛空出，或从二便出，不能复留矣，此即从治之法也。风寒暑湿，莫不皆然，此神而明之之道，不专恃正治奏功也。

下　品

附　子

味辛，温。主风寒咳逆邪气，寒邪逆在上焦。温中，除中焦之寒。金疮，血肉得暖而合。破癥坚积聚，血瘕，寒气凝结，血滞于中，得热乃行也。寒湿踒躄，拘挛，膝痛，不能行步。此寒邪之在下焦筋骨间者。

凡有毒之药，性寒者少，性热者多。寒性和缓，热性峻速，入于血气之中，刚暴驳烈，性发不支，脏腑娇柔之物，岂能无害，故须审慎用之。但热之有毒者，速而易见；而寒之有毒者，缓而难察，尤所当慎也。

半 夏

味辛，平。主伤寒寒热，寒热之在肺胃间者。心下坚，下气，辛能开肺降逆。喉咽肿痛，头眩，开降上焦之火。胸胀，咳逆，肠鸣，气降则通和，故能愈诸疾。止汗。涩敛肺气。

半夏色白而味辛，故能为肺经燥湿之药。肺属金，喜敛而不喜散，盖敛则肺叶垂而气顺，散则肺叶张而气逆。半夏之辛，与姜、桂之辛迥别，入喉则闭不能言，涂金疮则血不复出，辛中带涩，故能疏而又能敛也。又辛之敛，与酸之敛不同，酸则一主于敛，辛则敛之中有发散之意，尤与肺投合也。

大　黄

味苦，寒。主下瘀血，血闭，除血中热结之滞。寒热，血中积滞之寒热。破癥瘕积聚，凡腹中邪气之积无不除之。留饮宿食，荡涤肠胃，推陈致新，凡腹中饮食之积，无不除之。通利水谷，调中化食，助肠胃运化之力。安和五脏。邪积既去，则正气自和。

大黄色正黄而气香，得土之正气正色，故专主脾胃之疾。凡香者，无不燥而上升。大黄极滋润达下，故能入肠胃之中，攻涤其凝结之邪，而使之下降，乃驱逐停滞之良药也。

葶苈

味辛，寒。主癥瘕，积聚结气，水饮所结之疾。饮食寒热，破坚逐邪，亦皆水气之疾。通利水道。肺气降则水道自通。

葶苈滑润而香，专泻肺气。肺为水源，故能泻肺，即能泻水。凡积聚寒热从水气来者，此药主之。大黄之泻从中焦始，葶苈之泻从上焦始。故《伤寒论》中承气汤用大黄，而陷胸汤用葶苈也。

旋覆花

味咸，温。主结气胁下满，惊悸，除中上二焦结闭之疾。除水，咸能润下。

去五脏间寒热，五脏留结不通所生之寒热。补中下气。开气下达，皆咸降之功。

此以味为治。凡草木之味，咸者绝少。咸皆治下，咸而能治上焦者尤少。惟此味咸而治上，为中上二焦之药。咸能软坚，故凡上中二焦凝滞坚结之疾，皆能除之。凡体轻气芳之药，往往能消寒热。盖寒热之疾，无不因郁遏而成。《内经》云：火郁则发之。轻芬之体能发散，故寒热除也。

藜芦

味辛，寒。主蛊毒，味烈杀虫。咳逆，泄痢肠澼，除湿热之疾。头疡，疥瘙，恶疮，杀诸虫毒，去死肌。皆杀虫之功。

　　凡有毒之药，皆得五行刚暴偏杂之性以成。人身气血，乃天地中和之气所结，故服毒药者，往往受伤。疮疥等疾，久而性虫，亦与人身气血为类，故人服之，而有伤气血者，必能杀虫。惟用之得其法，乃有利而无弊，否则必至于两伤，不可不慎也。又毒之解毒，各有所宜。如燥毒之药，能去湿邪；寒毒之药，能去火邪。辨证施治，神而明之，非仅以毒攻毒四字可了其义也。

白　及

　　味苦，平。主痈肿，恶疮，败疽伤阴，死肌，解毒生肌。胃中邪气，养胃驱邪。贼风鬼击，非缓不收。和筋逐风。

　　此以质为治。白及气味冲淡和平，

而体质滑润，又极黏腻。入于筋骨之中，能和柔滋养，与正气相调，则微邪自退也。

贯 众

味苦，微寒。主腹中邪热气，寒能除热。诸毒，邪热之毒。杀三虫。湿热所生之虫。

贯众生于山涧之中，得天地清阴之气，故能除蕴热湿秽之疾。其体中虚而清芳，故能解中焦之毒。人身之虫，皆湿热所生。湿热除，则诸虫自消也。

连 翘

味苦，平。主寒热，火气所郁之寒

热。鼠瘘瘰疬，痈肿恶疮，瘿瘤结热，皆肝经热结之证。蛊毒。湿热之虫。

凡药之寒热温凉，有归气分者，有归血分者。大抵气胜者治气，味胜者治血。连翘之气芳烈，而性清凉，故凡在气分之郁热，皆能已之。又味兼苦辛，应秋金之令，故又能除肝家留滞之邪毒也。

夏枯草

味苦辛，寒。主寒热，瘰疬，鼠瘘头疮，火气所发。破癥散瘿结气，火气所结。脚肿湿痹，湿热之在下者。轻身。湿火退则身健也。

此以物禀之气候为治，又一义也。凡物皆生于春，长于夏，惟此草至夏而

枯。盖其性禀纯阴，得少阳之气勃然兴
发，一交盛阳，阴气将尽，即成熟枯槁。
故凡盛阳留结之病，用此为治，亦即枯
灭，此天地感应之妙理也。凡药之以时
候荣枯为治者，俱可类推。

水　蛭

味咸，平。主逐恶血，瘀血月闭，
破血瘕积聚，诸败血结滞之疾皆能除之。
无子，恶血留于子宫则难孕。利水道。
水蛭生于水中故也。

凡人身瘀血方阻，尚有生气者易治，
阻之久，则无生气而难治。盖血既离经，
与正气全不相属，投之轻药，则拒而不
纳，药过峻，又反能伤未败之血，故治
之极难。水蛭最喜食人之血，而性又迟

缓善入，迟缓则生血不伤，善入则坚积易破，借其力以攻积久之滞，自有利而无害也。

桃核仁

味苦甘，平。主瘀血，血闭，瘕，邪气，凡血滞之疾皆除之。杀小虫。败血所生之虫。

桃得三月春和之气以生，而花色最鲜明似血，故凡血郁血结之疾，不能调和畅达者，此能入于其中而和之、散之。然其生血之功少，而去瘀之功多者，何也？盖桃核本非血类，故不能有所补益。若瘀瘕皆已败之，血非生气不能流通，桃之生气，皆在于仁，而味苦又能开泄，故能逐旧而不伤新也。

《随身听中医传世经典系列》书目

一、医经类

黄帝内经·素问

黄帝内经·灵枢

内经知要

难经集注

二、伤寒金匮类

伤寒论

金匮要略

伤寒来苏集

伤寒贯珠集

注解伤寒论

三、诊法类

四诊抉微

濒湖脉学　奇经八脉考

脉诀汇辨

脉诀指掌病式图说

脉经

脉经直指

脉贯

脉理存真

赖氏脉案

辨症玉函　脉诀阐微

敖氏伤寒金镜录　伤寒舌鉴

诸病源候论

望诊遵经

四、本草方论类

本草备要

神农本草经百种录

四圣心源　　　　医学源流论

外经微言　　　　医宗必读

兰室秘藏　　　　串雅内外编

血证论　　　　　证治汇补

医门法律　　　　扁鹊心书

医林改错　　　　笔花医镜

医法圆通　　　　傅青主男科

医学三字经　　　脾胃论

医学心悟　　　　儒门事亲

医学启源

获取图书免费增值服务的步骤说明：

1. 登录医药大学堂网站 <http://www.yiyaodxt.com>
   或医药大学堂 APP 注册用户。

2. 扫描书中二维码，按提示输入激活码激活后，即可
   获取配套数字资源。

上架建议：中医·古籍

ISBN 978-7-5214-2960-2

9 787521 429602>

定价：20.00元